DE LA

THYROIDITE AIGUË PRIMITIVE

ÉTAT ACTUEL DE LA QUESTION

PAR

Henri GALTIER

DOCTEUR EN MÉDECINE DE LA FACULTÉ DE PARIS

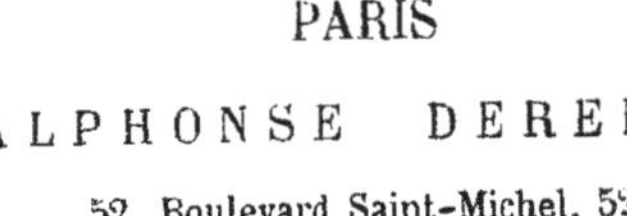

PARIS

ALPHONSE DERENNE

52, Boulevard Saint-Michel, 52

1881

DE LA

THYROIDITE AIGUE PRIMITIVE

ÉTAT ACTUEL DE LA QUESTION

PAR

Henri GALTIER

DOCTEUR EN MÉDECINE DE LA FACULTÉ DE PARIS

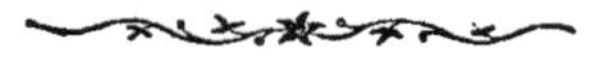

PARIS

ALPHONSE DERENNE

52, Boulevard Saint-Michel, 52

1881

A MON PÈRE ET A MA MÈRE

A MA SOEUR

Témoignage de ma vive affection.

A MONSIEUR MALAVAL

Médecin en chef de l'hôpital militaire de Cambrai

Témoignage de ma reconnaissance.

DE LA THYROÏDITE AIGUË PRIMITIVE

ÉTAT ACTUEL DE LA QUESTION

Les affections du corps thyroïde sont aujourd'hui assez bien connues ; il en est une cependant qui, à cause de sa rareté, n'a pas encore été décrite d'une façon complète. C'est la thyroïde aiguë primitive, c'est-à-dire l'inflammation aiguë du corps thyroïde, antérieurement sain et exempt de toute altération goîtreuse ou autre.

Cette affection va faire le sujet de notre étude. Nous allons d'abord en tracer rapidement l'historique.

HISTORIQUE

Cette affection a aussi porté les noms de goître inflammatoire, goître aigu. Cette dernière dénomination lui avait été donnée par Bauchet ; aujourd'hui, on lui préfère, avec raison selon nous, celle de thyroïdite aiguë primitive, qui s'applique parfaitement à l'inflammation pure et simple de la glande thyroïde.

La connaissance un peu exacte de cette affection ne date pas de très loin. En 1854, Nélaton, qui en a tracé une histoire incomplète, écrivait les lignes suivantes dans sa pathologie chirurgicale : « L'inflammation pure et simple de la glande thyroïde est une affection extrêmement rare, et dont on chercherait vainement dans les auteurs une description complète. » A cette époque, il n'existait, en effet, dans la science, qu'un petit nombre d'observations relatives à cette affection. Zipp était cité comme ayant publié, dans le journal de Siébold en 1807, la première observation de thyroïdite aiguë ; Nélaton en avait observé un exemple à l'hôpital Saint-Antoine ; la *Gazette des hôpitaux*, en 1849, en avait rapporté un cas, recueilli à la Charité, dans le service de M. Cruveilhier. Les autres observations citées par Nélaton, sont celles de Wàlther, Guthrie, Cavalier et Lœvenhart.

C'est en 1857 qu'a été publiée la première description exacte et presque complète de la maladie. La science en est redevable à Baüchet, qui édifia son mémoire sur cinq observations dont quatre de thyroïdite aiguë primitive ; mais cet auteur eut le tort de laisser de côté les travaux parus avant lui. D'après Bauchet, cette affection n'est pas très rare, et, pour employer ses expressions, « il est peu de chirurgiens à qui il n'ait été donné de la rencontrer plusieurs fois. » Mais il est à remarquer que Bauchet embrasse dans sa description et la thyroïdite aiguë primitive, et la thyroïdite aiguë consécutive ou développée dans un corps thyroïde déjà malade.

Depuis le travail remarquable de Bauchet, un certain nombre d'observations de thyroïdite aiguë primitive ont été

publiées ; elles sont venues, en partie confirmer les assertions de Bauchet, en partie en combler les lacunes.

Notre but aujourd'hui est d'exposer l'état actuel de la
question, question assez connue actuellement, grâce aux
observations de Bauchet et à celles qui ont été publiées
depuis.

Voici la liste des auteurs dont les noms reviennent fréquemment dans cet écrit.

1807. ZIPP. — Journal de Siébold. Thyroïdite aiguë
terminée par gangrène.

1812. BAILLIE. — Thyroïdite où le malade a été suffo-
qué par l'ouverture d'un abcès thyroïdien dans la trachée.

1817. WALTHER. — Trois observations de tyroïdite
aiguë.

1843. GUTHRIE. —Thyroïdite terminée par suppuration.
Ces quatre auteurs sont cités par Nélaton.

1833. SACCHI. — *Archives générales de médecine*, 2ᵉ
série, t. II. p. 246.

1844. LÆVENHART. — *Archives de médecine* 4ᵉ série,
t. II, p. 215. Thyroïdite aiguë primitive terminée par gangrène.

1849. *Gazette des hôpitaux*, 12 mai 1849. Thyroïdite
aiguë primitive terminée par résolution.

1855-56. RIBERI. — Société de chirurgie, p. 436.
Trois abcès thyroïdiens ouverts dans la trachée et suivis
de guérison.

1857. BAUCHET. — *Gazette hebdomadaire*, t. 4, p. 19.
Quatre observetions de thyroïdite aiguë primitive.

1861. Martinache. — Thèse de Paris 1861.

Deux observations de thyroïdite primitive, une terminée par résolution, l'autre par suppuration.

1870. Liouville. — *Mémoires de la Société de biologie*, 5° série, t. II, p. 91.

Thyroïdites varioleuses.

1873. Laure. — Société des sciences médicales de Lyon.

Thyroïdite puerpérale.

1873. Fochier. — Société des sciences médicales de Lyon.

Thyroïdite puerpérale.

1873. Mollière. — Société des sciences médicales de Lyon.

Thyroïdite rhumatismale.

Nous avons mis aussi à profit, bien qu'elle ne rentre pas entièrement dans notre sujet, une observation pleine d'intérêt, qui vient d'être recueillie dans le service de M. le professeur Hardy. Cette observation, qui a trait à un goître enflammé et que nous devons à l'obligeance d'un externe du service M. L. Queyrat, se recommande par la présence d'un symptôme insolite, qui n'a pas été signalé jusqu'à ce jour.

Cette observation, ainsi que quatre autres prises parmi les plus intéressantes, se trouvent *in extenso* à la fin de ce travail.

NOTIONS ANATOMIQUES

Avant d'entrer dans la description de la maladie, nous allons rappeler les particularités de l'anatomie du corps thyroïde qui peuvent nous intéresser dans le courant de cette étude, et nous donner l'explication de la plupart des symptômes et des complications de l'affection qui nous occupe.

Le corps thyroïde est un des organes les plus fixes de l'économie ; il est fixé d'une manière étroite au larynx dont il suit tous les mouvements, par trois ligaments, deux latéraux et un médian.

Il embrasse, pour ainsi dire, entre ses deux lobes la trachée et le larynx, l'œsophage et le larynx, et forme avec la colonne cervicale, comme a dit M. Sappey, un canal, dans lequel sont contenus ces divers organes. D'où difficulté de la respiration et de la déglutition dans les affections, qui, augmentant le volume du corps thyroïde, rétrécissent le canal dont nous venons de parler. La résistance des plans musculaires qui recouvrent la glande, du sterno-mastoïdien notamment, s'oppose assez efficacement à son développement du côté des téguments, et la force à empiéter sur le canal laryngo-trachéal qu'elle comprime.

L'atmosphère celluleuse qui l'enveloppe se continue avec le tissu cellulaire du médiastin et celui qui entoure les autres organes du cou. D'où possibilité de fusées purulentes très étendues, de perforation de la trachée et de l'œsophage dans les thyroïdites suppurées.

La glande thyroïde est en rapport avec la jugulaire interne et la carotide primitive qui se creuse une gouttière sur son bord postérieur. Cette disposition anatomique peut devenir la cause de sérieuses difficultés dans la circulation cérébrale.

Un autre rapport important est celui qu'elle affecte avec le nerf pneumogastrique. La carotide primitive, au niveau du corps thyroïde, n'est séparée de la jugulaire interne, qui est en dehors, que par l'intervalle qui répond à la lèvre externe du bord postérieur du corps thyroïde. C'est dans l'angle curviligne, formé par l'adossement de ces deux vaisseaux, que se trouvent en arrière, le nerf pneumogastrique et le cordon du grand sympathique. Nerfs et vaisseaux sont contenus dans la même gaîne fibreuse. Ces rapports anatomiques pourront nous être d'un grand secours, dans l'explication des vomissements, dont a été accompagnée la thyroïdite aiguë observée chez M. le professeur Hardy.

La face antérieure de la glande est recouverte par les muscles sous-hyoïdiens et par le bord interne du sterno-mastoïdien. Dans l'affection qui nous occupe, le malade tiendra sa tête dans la flexion, position que relâche les muscles dont nous venons de parler, et diminue la compression exercée sur le corps thyroïde tuméfié.

Nous rappellerons en outre que cet organe est renfermé dans une enveloppe cellulo-fibreuse très mince et très résistante, envoyant par sa face profonde des prolongements qui circonscrivent les lobes et lobules de divers ordres, dont est formé le corps thyroïde. Ce sont ces sortes d'alvéoles conjonctifs, qui renferment les vésicules glandulaires.

La résistance de cette enveloppe fibreuse explique la difficulté qu'éprouvent pour revenir sur elles-mêmes, les parois d'un foyer purulent creusé dans la substance du corps thyroïde. C'est une cause de fistules longues à guérir, de stagnation du pus, d'enkystement de certains abcès.

La glande thyroïde est très vasculaire, très riche en artères et en veines, qui forment en dernier lieu des réseaux très fins autour des vésicules. Les veines surtout sont très nombreuses ; de plus le tissu de la thyroïde est très mou, très spongieux. D'où facilité des épanchements sanguins et possibilité de phlébite, de résorption purulente et putride ; d'où difficulté et dangers des opérations pratiquées dans cette région. La richesse vasculaire de cet organe constitue aussi une prédisposition aux congestions.

DIVISION DU SUJET

Maintenant, après avoir exposé les détails anatomiques, que nous ne pouvions passer sous silence sans nuire à la clarté de notre sujet, nous allons entrer dans la description de la maladie.

Pour ne pas courir le risque de négliger quelques détails, nous allons procéder avec méthode et exposer successivement : l'étiologie, l'anatomie pathologique, les variétés, le début, les symptômes, la marche, la durée, les terminaisons, les complications, le diagnostic, le pronostic et le traitement des thyroïdites aiguës primitives,

ETIOLOGIE

L'étiologie est certainement la partie la plus ignorée de cette affection. En effet, dans la plupart des observations recueillies jusqu'ici, la cause est restée inconnue.

Les auteurs, Bauchet surtout, ont alors tâché de remplir cette lacune par des hypothèses, que les faits ne sont pas encore venus appuyer.

Parmi les causes qui sont appréciables, le refroidissement est certainement la plus fréquente et la plus manifeste. Viennent ensuite la puerpéralité, le rhumatisme et les thyroïdites liées à la variole. Ces dernières causes sont rares, et ont peut-être besoin, pour être acceptées, de nouvelles observations.

Refroidissement. — Walther a observé trois thyroïdites dont une avait pour cause une affection rhumatismale et les deux autres un refroidissement.

C'est également au refroidissement que Cruveilhier a attribué cette affection, chez le malade dont la *Gazette des hôpitaux* (12 mai 1849) rapporte l'observation ; ce jeune homme étant convalescent du choléra, d'autres observateurs comparèrent sa thyroïdite aux parotidites, qui furent assez fréquentes durant cette épidémie.

M. Laure a aussi observé, au début de ses études médicales, une thyroïdite due au refroidissement. Il s'agit d'une jeune fille qui, ayant ses règles, s'exposa au froid. L'écoulement menstruel fut supprimé, et immédiatement après la thyroïdite apparut.

La maladie reconnaissait évidemment pour cause le refroidissement chez le malade de M. Richet, dont on trouvera l'observation complète à la fin de cet écrit.

Le malade étant au lit et ayant découvert son corps ruisselant de sueur, fut réveillé au bout d'une demi-heure par un frisson assez violent qui dura dix minutes.

Le lendemain matin la tuméfaction thyroïdienne se manifesta.

Puerpéralité. — La thyroïdite, dont l'observation a été communiquée par M. Laure à la *Société des sciences médicales* de Lyon, et dont nous parlerons souvent dans le courant de cette étude, était manifestement d'origine puerpérale.

M. Focher a aussi observé à l'hôpital de la Croix-Rousse une thyroïdite d'origine puerpérale.

Thyroïdite varioleuse. — M. Liouville admet une thyroïdite varioleuse, se produisant dans les cas graves ; thyroïdite démontrée par l'autopsie et par l'examen microscopique.

Thyroïdite rhumatismale. — M. Mollière a observé, à l'hôpital de la Croix-Rousse, une thyroïdite survenue chez une malade, à la suite de rhumatisme articulaire aigu. La thyroïdite survint alors que toutes les articulations avaient cessé d'être douloureuses, et la courbe thermique de l'affection thyroïdienne fut identique à celle de l'affection articulaire.

Guthrie a vu survenir cette affection à la suite d'une amputation. Peut-être était-elle due, dans ce cas à une infection purulente (Nélaton).

Thyroïdites sans cause appréciable. — Ce sont les plus

nombreuses. Chez les quatre malades, observés par Bauchet, la cause était inappréciable, il le dit lui-même. Il en est de même dans l'observation de M. Lœvenhart. La cause avait également échappé chez la malade de M. Hérard, citée par Martinache. Celle-ci avait ressenti de la douleur dans la région thyroïdienne après des efforts de vomissements. Le lendemain matin le cou était tuméfié.

Passons maintenant aux hypothèses.

Les coups, les efforts, les violences extérieures (Bauchet).

Les écarts de régime (*Pathologie chirurgicale* de Duplay).

Les professions pénibles (Bauchet).

Le climat, l'alimentation, l'hérédité (Bauchet).

Les épanchement sanguins dans le parenchyme thyroïdien, qu'ils soient provoqués par un coup, par un froissement de l'organe, ou qu'ils soient spontanés (*Pathologie chirurgicale* de Duplay).

Les femmes paraissent avoir pour cette affection une fâcheuse prédisposition. En effét, des onze observations de thyroïdite primitive, que nous avons sous les yeux, quatre ont rapport à des individus du sexe masculin, sept à des individus du sexe féminin.

La maladie est donc plus fréquente chez la femme que chez l'homme.

Tous les âges ne semblent pas également exposés à cette maladie. En effet, elle n'a pas encore été observée chez des vieillards et chez des adolescents ; ces deux âges paraissent jusqu'ici à l'abri de cette affection.

L'âge mûr y est même moins sujet que l'âge adulte ; chez les malades, dont nous avons l'observation, l'âge est compris, en effet, entre vingt et un et trente-cinq ans.

C'est donc pendant cette période de la vie qu'on y est le plus exposé.

C'est ici le lieu de se demander avec Bauchet, si, chez les femmes, il y a quelque relation entre cette affection et les fonctions menstruelles. Cet auteur pense, mais sans apporter de faits à l'appui, que les femmes qui n'ont pas dépassé l'âge de la ménopanse, y sont plus sujettes que les autres et à la période menstruelle. M. Laure a observé une jeune fille, qui, ayant ses règles et s'étant exposée au froid, eut une suppression du flux sanguin et immédiatement après une thyroïde, inflammation qui du reste se termina par une résolution après une application de sangsues. Cette observation vient à l'appui de l'assertion de Bauchet ; nous savons aussi que l'écoulement des menstrues, certains accouchements laborieux, les premiers rapports sexuels, peuvent s'accompagner de la congestion du corps thyroïde et être suivis de son accroissement.

ANATOMIE PATHOLOGIQUE

La thyroïdite aiguë primitive, se terminant le plus souvent par résolution, guérissant dans le plus grand nombre des cas, les autopsies sont rares.

Baillie et Guthrie ont vu chacun une thyroïdite aiguë suppurée, suivie de mort ; mais Nélaton, qui cite ces deux auteurs, dit seulement que le malade de Baillie succomba à l'ouverture d'un abcès thyroïdien dans la trachée et qu'à l'autopsie de celui de Guthrie, on trouva la glande profondément altérée et convertie en un abcès. De ce côté là, par conséquent peu de renseignements.

Laure a eu l'occasion de faire l'autopsie d'une femme, qui avait péri d'une thyroïdite aiguë de nature manifestement puerpérale. Cette malade avait succombé presque subitement à la suite d'un accès de suffocation qui dura deux ou trois minutes.

Voici ce qu'on trouva, nous citons textuellement les paroles de M. Laure : « Les aponévroses d'enveloppe du corps thyroïde sont intactes ; la trachée est déformée, triangulaire aplatie dans le sens transversal ; on pouvait à peine y introduire une plume d'oie. L'inflammation est localisée au corps thyroïde. Sur une section de l'organe, on voit çà et là cette dégénérescence colloïde, presque normale dans cet organe, pour peu qu'il soit hypertrophié.

La suppuration n'est pas réunie en foyer, mais on voit de toutes parts le pus sourdre du tissu glandulaire rose et enflammé.

M. Daniel Molière a vérifié par l'examen histologique ce que pouvait prévoir l'œil nu. En effet, le tissu conjonctif interstitiel contient seul des globules de pus, des cellules embryonnaires ; les follicules clos ne renferment pas un seul leucocyte.

La trachée n'était pas repoussée en arrière, mais aplatie par les lobes latéraux dans le sens transversal. En écartant ces derniers avec soin, on pouvait arriver aisément sur la trachée, le lobe moyen étant resté complètement étranger à l'inflammation. »

Dans ce cas, le tissu conjonctif interstitiel seul était enflammé.

En est-il de même dans tous les autres ? Au cours de la discussion, qui suivit la communication de l'observation de M. Laure, M. Fochier rattacha cette thyroïdite à une septicémie puerpérale reconnaissant pour cause un état sanitaire mauvais. Il en observe un cas analogue à la maternité de la Croix-Rousse. Pendant quelque temps la thyroïdite aiguë, probablement suppurée, ajoute-t-il, fut le seul et unique symptôme de la septicémie puerpérale ; mais dernièrement de vastes abcès se sont développés dans d'autres parties du corps, abcès qui ont fait établir le diagnostic. Il regarde la malade comme perdue.

Voilà tout ce que nous savons relativement à l'anatomie pathologique des thyroïdes aiguës primitives ; la terminaison, comme on le verra dans la suite, est rarement fatale et les autopsies sont peu nombreuses.

VARIÉTÉS

Les variétés de thyroïdite aiguë sont en premier lieu relatives au siège et dépendent de la conformation de la glande, qui présente deux lobes latéraux, un à droite, l'autre à gauche, et un lobe moyen ou isthme sur la ligne médiane. L'inflammation se bornera, tantôt à un lobe, tantôt elle les envahira tous les deux ; l'isthme ou lobe moyen est souvent respecté par l'inflammation. L'inflammation paraît ne pas avoir de préférence pour un lobe déterminé.

Si l'on envisage les circonstances diverses, dans lesquelles on a vu jusqu'à ce jour la thyroïdite aiguë primitive se développer, on pourra admettre cinq variétés de thyroïdite ; les voici : thyroïdite par refroidissement, thyroïdite sans cause appréciable, thyroïdite puerpérale, thyroïdite varioleuse, thyroïdite rhumatismale.

DÉBUT

Cette affection peut débuter de différentes manières.

Généralement c'est par de la douleur, de la tension au niveau de la région antérieure du cou ; ces phénomènes s'accompagnent parfois d'un mal de gorge assez intense (cas de M. Cruveilhier), tantôt d'accès d'étouffement, d'un sentiment de strangulation et de gêne de la respiration et de la déglutition (Bauchet). Elle peut aussi débuter par une douleur vive dans une région voisine du cou, l'épaule, la nuque par exemple, douleur qui se propage petit à petit à la région sous-hyoïdienne (cas de M. Lœvenhart), par un malaise général, des symptômes typhiques, persistant pendant quelques jours avant qu'il soit possible de savoir à quelle affection on aura affaire (Laure, thyroïdite puerpérale), par des frissons quand elle est consécutive, par exemple, à un refroidissement (cas de M. Richet cité par Martinache). Dans d'autres cas le corps thyroïde grossit lentement et ce n'est que plus tard qu'on voit se développer les accidents inflammatoires (Bauchet). Dans l'observation de M. Hardy, l'affection (goître enflammé) a débuté par des frissons, des vomissements et de la diarrhée, phénomènes qui avaient fait diagnostiquer tout d'abord une gastro-entérite ; il est même probable que la thyroïdite a été précédée de cette affection.

Il existe souvent à la période de début quelques symptômes généraux tels que fièvre, soif, agitation, dégoût, insomnie ; parfois il arrive que la réaction générale du début est très légère.

SYMPTOMES

Les symptômes qui constituent la maladie qui nous occupe, sont les suivants : la douleur, l'attitude particulière de la tête, la tuméfaction de la région antérieure et inférieure du cou avec ses caractères spéciaux, les troubles fonctionnels des organes en rapport avec le corps thyroïde et les symptômes généraux. Nous allons décrire successivement chacun de ces symptômes :

1° *Douleur*. — La douleur est constante, souvent elle est spontanée, toujours elle existe à la pression.

Son intensité est variable ; parfois légère, elle peut être très violente ; le malade de Cruveilhier présentait une sensibilité telle de toute la région antérieure du cou, qu'on pouvait à peine toucher légèrement la surface de la peau ; les thyroïdites, observées par Bauchet, ont aussi été très douloureuses ; mais il est à remarquer qu'il avait affaire à des femmes très nerveuses, qui exagéraient leurs souffrances. Souvent la douleur est obtuse. Son intensité n'est pas toujours en rapport avec la gravité de l'affection ; tel le malade de M. Lœvenhart, dont la thyroïdite s'est terminée par gangrène et qui n'accusait pas de très grandes souffrances : moins vives certainement que celles ressenties par les malades de Bauchet, dont l'affection s'est terminée par résolution.

Quant au siège de la douleur, elle est située au-dessous du larynx, sur l'un des côtés ou sur les deux côtés du larynx et de la trachée, rarement sur la ligne médiane. Elle s'étend quelquefois sur toute la face antérieure du cou et sur les parties voisines, par exemple la nuque et l'épaule ; il y a peut-être alors névralgie du plexus cervical par compression ou irritation. Nous avons dit que la moindre pression pouvait la provoquer. Les contractions des muscles sterno-mastoïdiens, qui recouvrent la glande tuméfiée, et qui sont souvent soulevés par elle, les mouvements de la tête peuvent, dans certains cas, l'exaspérer, comme aussi l'action de parler et d'avaler. Dans ce dernier cas, la douleur est due en partie aux mouvements du larynx, qui entraîne le corps thyroïde dans ses mouvements d'élévation, et d'abaissement ; en partie aussi sans doute, à la tuméfaction thyroïdienne, qui se fait aux dépens de l'œsophage comprimé ; aussi les malades hésitent-ils alors à satisfaire leur soif, qui est souvent très vive.

Attitude particulière de la tête. — L'attitude des malades, qui présentent une inflammation aiguë du corps thyroïde, est à noter. Leur tête reste fixe, fléchie en avant, le menton incliné sur le sternum. Beaucoup de malades présentent cette attitude ; ils relâchent ainsi instinctivement les téguments, les aponévroses, les muscles de la région antérieure du cou ; muscles qui, soulevés par la tumeur, compriment la thyroïde et s'opposent par leur résistance à son accroissement en dehors. Dans la position fléchie de la tête, les plans dont nous venons de parler sont moins tendus ; partant la douleur et la tension, ressenties par le malade, sont diminuées, et l'organe enflammé pouvant se porter un peu en dehors, la compression, exercée par lui sur la trachée, n'est pas aussi considérable et la respiration devient plus facile.

Tuméfaction de la région du cou avec ses caractères spéciaux. — C'est au bout de douze, vingt-quatre, trente-six heures après le début de la maladie, que généralement la tuméfaction se manifeste. C'est le symptôme capital de la thyroïdite, symptôme qui la constitue, pour ainsi dire, et qui la fait diagnostiquer. Nous allons parler successivement du siège que peut affecter la tumeur thyroïdienne et de ses rapports avec les organes voisins, des dimensions qu'elle peut avoir, de sa consistance, des caractères de la peau qui la recouvre, de sa plus ou moins grande mobilité en divers sens.

Le siège de la tuméfaction est variable, elle peut occuper le lobe droit, le lobe gauche ou les deux lobes à la fois, ce qui est plus rare.

Quand elle occupe les deux lobes, presque toujours elle est plus considérable d'un côté que de l'autre.

Il peut même arriver, comme dans le cas de M. Richet cité par Martinache, que le larynx et la trachée soient refoulés latéralement et décrivent une concavité regardant le lobe le plus développé. Le lobe, qui avait un volume moindre au commencement de la maladie, peut dans la suite s'accroître plus que l'autre et acquérir un volume plus considérable.

Dans les cas, où les deux lobes sont pris, toute la partie antérieure du cou peut être tuméfiée en haut jusqu'au bord inférieur du cartilage thyroïde et même beaucoup au-dessus, en bas jusqu'à la fourchette du sternum et au-dessous. La partie médiane, celle qui correspond à l'isthme, peut être respectée, et alors les deux lobes tuméfiés se portant obliquement en haut et en dehors en partant de l'extrémité interne de la clavicule, laissent entr'eux une dépression verticale, un sillon très-manifeste, au fond duquel on peut sentir la trachée. Ce sillon peut ne pas persister pendant toute la durée de la maladie; il disparaît quand l'inflammation prend des proportions considérables.

Dans le cas de thyroïdite des deux lobes, cité par Martinache, les lobes tuméfiés soulevaient de chaque côté les sterno-mastoïdiens, un peu au-dessous de leur partie moyenne; c'étaient surtout en ce point que les faisceaux musculaires étaient bien accusés; au-dessous le tendon qui se fixe au sternum était aussi très saillant.

Quand un seul lobe est pris, la tuméfaction peut être limitée au côté du cou qui correspond à ce lobe; mais il peut arriver que le tissu cellulaire ambiant soit tuméfié. La tumeur est plus ou moins bien circonscrite; quelquefois on ne peut pas la limiter; d'autres fois au contraire, on peut la saisir et l'isoler, ses limites sont alors nettes et distinctes; dans certains cas encore ses limites sont nettes d'un côté et vagues de l'autre; sa partie inférieure peut s'enfoncer sous la clavicule, et se soustraire à l'exploration. Cette tuméfaction est souvent placée sous le sterno-mastoïdien; on la

trouve quelquefois en dehors de ce muscle. Elle occupe
aussi le creux situé entre les attaches des muscles sterno-mastoïdiens. Cette tumeur a pour caractère important, capital, de suivre le larynx dans tous ses mouvements. Nous savons en effet que la glande thyroïde est
intimement unie au larynx. Pour s'assurer de ce point
important, il suffit de dire au malade d'avaler sa salive ; on
voit alors la tumeur s'élever et s'abaisser avec le larynx
dans l'acte de la déglutition. On peut aussi faire comme
Bauchet, mettre les doigts sur la tumeur et faire exécuter
par le malade des mouvements de déglutition ; on sent alors
très.bien la tumeur participer aux mouvements, dont nous
venons de parler.

Par le toucher, on peut encore constater que la tumeur
est assez profondément située ; qu'elle est mal limitée du
côté de la trachée, sur laquelle elle repose : qu'elle n'est
pas adhérente à la peau. Quant on parvient à la saisir entre
les doigts, si on lui imprime quelques mouvements, ces
mouvements se communiquent à la trachée. Bauchet recommande de faire ces explorations avec précaution à cause
des douleurs qu'elles déterminent et dans la crainte d'ag-
graver les symptômes inflammatoires.

Dimensions de la tumeur et consistance. — Cette tumeur grossit rapidement et elle acquiert bientôt son
volume définitif, qui est, dans la plupart des cas, celui
d'un œuf, d'une pomme, du poing. Dans quelques cas, la
tuméfaction est plus considérable, ce qui tient à la tuméfaction simultanée du tissu cellulaire ambiant. Le plus
souvent, la tuméfaction est modérée et dessine la forme
des lobes du corps thyroïde. Quant à sa consistance, cette

tumeur est tantôt dure ; tantôt de consistance mollasse, élastique, mais sans donner la sensation de fluctuation ; tantôt dure en certains points et fluctuante dans d'autres ; tantôt fluctuante dans toute son étendue. Nous reviendrons en détail sur la fluctuation, quand nous nous occuperons de la marche et des terminaisons de cette maladie.

En pressant sur la tumeur, on perçoit quelquefois une crépitation qui est due à la formation des gaz dans l'intérieur du foyer ou à la gangrène. Nous parlerons amplement de ces faits dans la suite.

La peau, qui recouvre la tumeur, est généralement chaude, tendue et luisante, les veines superficielles sont gonflées et se dessinent sous la peau ; le plus souvent, il n'y a pas de rougeur ; quelques fois le sommet de la tumeur est rosé ; d'autrefois la peau rougit, devient moins mobile sur la tumeur, c'est un signe de suppuration ; elle devient quelquefois violette, dans les cas, par exemple où l'inflammation se termine par gangrène.

Ces tumeurs sont généralement peu mobiles, surtout dans le sens vertical ; elles semblent faire corps avec la trachée, et, si on parvient à les saisir et à les déplacer, les mouvements, comme nous l'avons déjà dit, sont communiqués à la trachée. Elles sont un peu plus mobiles dans le sens transversal, très peu cependant les sterno-mastoïdiens s'y opposant.

Nous allons maintenant examiner les troubles fonctionnels des organes en rapport avec le corps thyroïde enflammé ; ces désordres fonctionnels sont tous liés à la compression exercée par l'organe tuméfié et aussi, dans

certains cas, à la propagation du processus inflammatoire ;
les organes, qui peuvent être atteints, sont le larynx, la
trachée, la carotide primitive et la jugulaire interne, le
pneumogastrique et le sympathique.

Les notions anatomiques, que nous avons exposées au
commencement de ce travail, vont trouver ici leur application ; nous les rappellerons au fur et à mesure que le sujet
l'exigera.

Ces troubles fonctionnels se produisent dès que la tumé
faction a acquis un certain développement. Les troubles de
la respiration sont les plus fréquents ; ils sont presque
constants. Tantôt la respiration est simplement accélérée,
tantôt elle est gênée, tantôt elle est très pénible. Elle s'ac-
compagne parfois d'accès de suffocation, de dyspnée, de
sifflements et de ronchus sonores perceptibles à distance et
qui ont leur siége dans le larynx. Dans un cas, celui de
M. Laure, un accès de suffocation a emporté la malade en
deux ou trois minutes dans la nuit, alors que rien ne fai-
sait prévoir le soir cette issue funeste. Les troubles respiratoires suivent souvent la marche de l'affection elle-
même.

Les troubles respiratoires sont liés évidemment à la compression des voies respiratoires. L'anatomie de la région légitime cette explication et l'autopsie en a démontré la jus-
tesse. En effet, dans le cas de M. Laure dont nous venons
de parler, on a trouvé la trachée presque aplatie, on pouvait à peine y introduire une plume d'oie. Détail digne de
remarque, la trachée n'était pas refoulée en arrière contre
la colonne cervicale, elle était aplatie latéralement par les
lobes thyroïdiens, elle avait une forme triangulaire. Cette

compression de la trachée se fait d'autant plus facilement, que les cerceaux qui la constituent ne sont pas très résistants et que les plans musculaires et aponévrotiques qui recouvrent la glande thyroïde, s'opposent à son développement du côté des téguments. Ne pourrait-on aussi rattacher, dans certains cas, les troubles repiratoires à la compression du nerf phrénique ou à son irritation. Cette gêne de la respiration se présente parfois dès le début de la maladie, alors que le corps thyroïde ne paraît pas encore très tuméfié. Quoi qu'il en soit la respiration est facilitée par l'attitude fléchie de la tête.

Parfois il y a une petite toux brève, fréquente. Le malade observé par Martinache présenta une bronchite, qui s'améliora en même temps que la maladie thyroïdienne.

Après les troubles de la respiration, viennent par ordre de fréquence, ceux de la phonation ; ils sont loin d'être observés aussi souvent que les premiers. Cependant on voit des malades dont la voix est altérée, et dont la respiration n'est pas troublée.

Chez certains, la parole est simplement difficile, chez d'autres elle est affaiblie. Dans certains cas la voix est enrouée, dans d'autres, elle est étouffée, éteinte. La malade de M. Laure était aphone. Comme les troubles respiratoires, ceux de la phonation sont sans doute liés à la compression des voies respiratoires ; peut-être aussi, le processus inflammatoire se propage-t-il au larynx. Qu'on nous permette ici une hypothèse, les troubles de la parole ne pourraient-ils pas être liés à la compression des nerfs récurrents.

Quant à la déglutition, elle est généralement gênée, pénible, quelquefois douloureuse. La cause en est dans l'union du corps thyroïde au larynx dont il suit les mouvements dans la déglutition, et aussi, peut-être, à la compression du pharynx et de l'œsophage.

Troubles de la circulation. — La jugulaire interne dont nous connaissons les rapports avec la glande thyroïde, peut être comprimée et cette compression peut donner lieu à des symptômes de congestion cérébrale.

Compression des nerfs. — Il ne serait pas impossible que dans certains cas de thyroïdite aiguë, le nerf pneumogastrique, dont nous avons précédemment indiqué les rapports avec le corps thyroïde, fût comprimé. Quels seraient alors les symptômes de cette compression? La thyroïdite aiguë, observée dans le service de M. le professeur Hardy, présente cette particularité insolite, qui n'a pas encore été signalée, qu'elle a été précédée et accompagnée de vomissements, qui, pendant quelque temps, ont seuls attiré l'attention. Ces vomissements, au nombre de un ou deux par vingt-quatre heures au début de la maladie, de quatre et cinq à la période de suppuration, étaient verdâtres, bilieux. Ils survenaient à n'importe quel moment de la journée, quelquefois la nuit et se produisaient sans nausées, presque sans effort. Les boissons ne semblaient pas les provoquer.

M. le professeur Hardy s'est demandé si ces vomissements incessants n'étaient pas liés à la compression du nerf pneumogastique. Ceux-ci ayant cessé immédiatement après l'évacuation de l'abcès, qui contenait une quantité considérable de pus, l'hypothèse de la compression du pneumogastrique nous paraît fort légitime.

Peut-on rapprocher de la malade de M. le professeur

Hardy, celle de Bauchet, qui présenta des nausées pendant plusieurs jours ?

Troubles moteurs. — Les mouvements de la tête sont souvent impossibles. On le comprend sans peine. L'appréhension de la douleur fixe les malades dans une attitude, qui relâche et immobilise tous les muscles qui recouvrent le corps thyroïde. Le déplacement de la tête exigeant la contraction des muscles sterno-mastoïdiens ou amenant leur tension, causerait de grandes douleurs.

Symptômes généraux. — Il existe presque toujours des symptômes généraux dont l'intensité varie, comme la douleur, avec le malade et n'est pas toujours en rapport avec la violence de l'inflammation.

La fièvre se rencontre souvent ; elle est plus ou moins vive. La réaction peut être considérable, chez la malade de Laure, qui fut étouffée en deux ou trois minutes par une thyroïdite puerpérale, le thermomètre se maintenait, matin et soir, entre 39°, 39°,5 et 40°, et les symptômes étaient tels qu'avant que le gonflement thyroïdien survînt, on était près de diagnostiquer une fièvre typhoïde ; le pouls donnait cent vingt-quatre pulsations, la malade était abattue et dans le décubitus dorsal, la langue sèche, mais sans fuliginosités.

La fièvre peut être accompagnée d'inappétence, de soif très vive, de céphalalgie, d'agitation et d'insomnie.

On a vu la face injectée, les yeux vifs et brillants. Dans une observation de Bauchet, la malade a présenté des nausées, qui ont persisté trois jours, malgré l'amélioration de l'état de la tumeur.

Certains malades ont présenté du frisson ; la maladie a

débuté chez le malade de M. Richet, qui avait pris froid, par un frisson qui dura dix minutes. D'autres ont des épitaxis (Nélaton).

- Une malade de Bauchet se plaignait, vers la fin de sa maladie, qui se termina par résolution, de la recrudescence de la douleur, vers le soir.

MARCHE

Nous avons dit plus haut que la tumeur grossissait rapidement et que le volume définitif était acquis en peu de temps.

Quand la tumeur doit se terminer par résolution, la marche de la maladie est en général la suivante : la tumeur paraît dès le second ou troisième jour, grossit mais sans se ramollir du troisième au cinquième ou sixième jour ; puis elle diminue à partir de ce moment et disparaît du second au troisième septenaire. Pendant la première période, les symptômes vont en s'aggravant, ils restent stationnaires pendant un ou deux jours, puis ils disparaissent plus ou moins vite, suivant le sujet et suivant le traitement, qui a été mis en usage (Bauchet). La marche est généralement rapide.

Quand la tumeur doit suppurer, au bout de trois, quatre, cinq, six jours, la peau devient plus luisante, plus tendue, elle rougit, elle glisse plus difficilement sur la tumeur. On peut percevoir, en mettant la main sur la tumeur, des battements artériels souvent très forts, distincts des mouvements de soulèvement dus à la carotide. L'oppression augmente et prend des proportions souvent inquiétantes ; il y a des menaces de suffocation.

En même temps, les symptômes généraux s'accroissent; la fièvre ne tombe pas le sixième jour. Le malade peut présenter du frisson, une fièvre vive, du délire, en un mot tous les symptômes de la suppuration. La tumeur est plus douloureuse, se ramollit, devient fluctuante.

La fluctuation est généralement manifeste du dizième au vingtième jour. Celle-ci est assez difficile à percevoir et il faut se tenir en garde contre certaines causes d'erreur, qui peuvent faire croire à la présence d'un liquide.

Le corps thyroïde étant mobile, ne reposant pas sur un corps résistant, il est nécessaire de le fixer pendant qu'on recherche la fluctuation, pour ne pas prendre la fausse pour la vraie. C'est tantôt aussi une certaine mollesse de l'organe malade, qui peut donner lieu à la sensation de fluctuation. Nous ne parlons ici, bien entendu, que des thyroïdites sans altération antérieure kystique ou autre du corps thyroïde. Il faut aussi rechercher successivement la fluctuation dans tous les sens, pour ne pas se laisser induire en erreur. Il importe de tenir compte de la couleur de la peau et de sa mobilité sur les parties sous-jacentes, de la consistance de la tumeur les jours précédents et des symptômes généraux.

Nous parlerons du pus et de ses caractères en nous occupant des terminaisons.

Il peut arriver qu'une tumeur suppurée soit peu douloureuse et qu'il faille une assez forte pression pour réveiller la douleur, ainsi que l'a observé Martinache chez le malade de M. Richet. Quand la thyroïdite doit se terminer par gangrène, la douleur persiste plus longtemps, la tuméfaction augmente de volume et d'étendue et les symptômes généraux se maintiennent. On voit successivement la peau rougir, la tuméfaction devenir plus molle et moins douloureuse et la crépitation apparaître. Les jours suivants, la tuméfaction fait encore des progrès, la crépitation gagne en étendue, et la peau devient violette. Un phlegmon profond et superficiel du cou, complique souvent la thyroïdite gangréneuse.

La marche de l'affection quand elle se termine par induration, est généralement plus lente, moins rapide que dans les thyroïdites qui se résolvent entièrement. Les thyroïdites franchement aiguës, à marche rapide se terminent presque toujours par résolution.

Les thyroïdites suppurées laissent quelquefois comme reliquat, alors que le pus est tari, un ou plusieurs noyaux d'induration.

Chez la malade de Laure, dont nous connaissons la terminaison funeste (thyroïdite puerpérale), la marche de l'affection fut tout à fait insolite. La maladie se déclara dans la nuit par plusieurs accès de dyspnée ; la malade devenue aphone respirait très difficilement assise sur son lit. Le lendemain on remarqua que son cou était tuméfié et on lui fit appliquer des sangsues. Elle fut momentanément soulagée, mais elle succomba la nuit suivante à l'accès de suffocation dont nous avons déjà parlé. Nous avons dit plus haut ce qui fut trouvé à l'autopsie.

DURÉE

La durée est généralement courte.

Elle est d'ordinaire, dans les cas qui se terminent par résolution, de deux ou trois septenaires.

Les noyaux d'induration, qui suivent certaines thyroïdites, mettent un temps plus ou moins long à se résoudre, suivant les sujets.

Les inflammations subaiguës du corps thyroïde à marche lente peuvent, suivant Bauchet, donner lieu à une hypertrophie pure et simple de la glande. Mais ces cas ne rentrent pas tout à fait dans notre sujet.

La durée est évidemment plus longue chez les malades dont l'affection se termine par suppuration et par gangrène. Elle varie alors avec l'individu, avec l'étendue des délabrements et des abcès et avec la rapidité de la cicatrisation qui n'est pas la même chez tous les sujets.

Suivant Bauchet, dans le cas de suppuration, la maladie dure tente-cinq, quarante, cinquante jours.

TERMINAISONS

Toutes les thyroïdites aiguës, observées jusqu'à ce jour, se sont terminées soit par résolution, soit par induration, soit par suppuration, soit par gangrène.

Nous avons traité assez longuement dans les pages précédentes de la terminaison par résolution, pour qu'il ne soit pas nécessaire d'y revenir.

La terminaison par résolution est la plus fréquente. Nous avons aussi parlé plus haut des noyaux d'induration qui suivent certaines thyroïdites. Ces noyaux disparaissent le plus souvent petit à petit, dans un espace de temps variable.

Quant à la terminaison par hypertrophie pure et simple, dont parle Bauchet, elle appartient plutôt à l'inflammation subaiguë du corps thyroïde. Il en est de même de la terminaison par induration.

Les thyroïdites suppurées ne sont pas rares ; outre celle de Guthrie et de Baillie, nous connaissons celle de Martinache, celle de Laure, celle de Bauchet.

Chez le malade de Martinache, quelque temps avant qu'on fît l'ouverture de la tumeur, celle-ci augmenta considérablement de volume, en haut, en bas et sur les côtés. La trachée devint presque inaccessible ; on ne voyait plus le cartilage thyroïde ; la peau était rouge et tendue, l'oppression considérable, la voix éteinte, la face très anxieuse.

La ponction, faite sur la ligne médiane, donna d'abord issue à un mélange de sang veineux et de sang artériel, puis, à du sang mêlé de grumeaux blanchâtres, enfin à des traînées de pus grisâtre.

On fut obligé d'agrandir l'ouverture et de draîner la plaie pour éviter la résorption putride. Le malade guérit après avoir présenté un abcès de voisinage au-dessous de la clavicule, et un ganglion dans l'aisselle. Quand il quitta l'hôpital il restait deux petits noyaux indurés. Dans le cas de Laure (thyroïdite puerpérale) le pus n'était pas réuni en foyer, mais on voyait de toutes parts le pus sourdre du tissu glandulaire rose et enflammé. Le tissu conjonctif interstitiel contenait seul des globules de pus et des cellules embryonnaires ; les follicules clos ne renfermaient aucun leucocyte.

Dans le cas de Guthrie (Nélaton) survenu à la suite d'une amputation, on trouva à l'autopsie la glande profondément altérée et convertie en un abcès.

Nélaton pense que Guthrie a eu affaire à une infection purulente.

Baillie (Nélaton) a observé une thyroïdite suppurée terminée par son ouverture dans la trachée. Le malade succomba.

Dans l'observation de Bauchet, la tumeur est devenue rosée au sommet et chaude. Les parties environnantes étaient le siège d'une tuméfaction légère. Quant à la consistance de la tumeur, elle était dure dans certains points et fluctuante dans d'autres. Le bistouri ayant été plongé dans la partie la plus saillante, il s'en échappa du pus verdâtre et bien lié mêlé à des bulles de gaz en grande quantité. Le stylet porté dans la plaie pénétrait d'avant en arrière et de dehors en dedans à une profondeur d'un pouce environ. L'écoulement ayant cessé, il resta un noyau gros comme une noix, conplètement indolent et occupant manifestement le corps thyroïde.

« D'où viennent ces gaz ? pas de gangrène, pas de communication avec les voies aériennes.

Faudrait-il rapprocher ces cas de ce qui se passe quand un abcès se développe près du rectum, sans avoir communication avec cet intestin ? ou y aurait-il quelque conduit entre le larynx et la thyroïde, comme quelques auteurs l'ont prétendu » (Bauchet) ?

La maladie peut aussi se terminer par gangrène.

L'inflammation observée par Lipp (Nélaton) a eu cette terminaison.

M. Lœvenhart nous fournit aussi une observation de thyroïdite gangréneuse. La peau qui recouvrait la tuméfaction était violette ; on percevait de la crépitation sur une grande étendue. On fit une incision et il s'en échappa un gaz fétide et une sanie brunâtre. En agrandissant l'ouverture, on découvrit la glande thyroïde et le tissu cellulaire voisin frappés de gangrène. La mortification fit des progrès rapides. Tous les organes du cou furent disséqués. On parvint cependant à obtenir la cicatrisation.

L'auteur fait les réflexions suivantes : « Il est digne de remarque que dans cette observation, la gangrène se déclara sans avoir été précédée d'un état inflammatoire très considérable. Celle-ci a été sans doute influencée par les chaleurs extrêmes qui régnèrent pendant le temps de la maladie. Il est étonnant que la maladie ne se soit pas étendue aux vaisseaux. »

M. Riberi est cité pour avoir vu trois fois des abcès thyroïdiens s'ouvrir dans la trachée et les malades guérir.

« La terminaison est d'autant plus heureuse que la maladie a marché plus vite. La résolution arrive d'autant plus facilement que la thyroïdite a été plus franchement aiguë. On voit plutôt survenir la suppuration, l'induration et l'hypertrophie dans les thyroïdites à marche lente, subaiguë. » Ces remarques de Bauchet sont justes ; on voit toutefois des thyroïdites échapper à cette loi.

COMPLICATIONS

Les complications sont rares dans la thyroïdite aiguë primitive.

Nous connaissons l'observation de Laure, dans laquelle la malade a succombé à la compression excessive de la trachée. La compression de la trachée peut dont devenir une redoutable complication. Dans la plupart des cas, la compression de la trachée est modérée et les troubles respiratoires peu accentués. Quand le pus est collecté, le meilleur moyen de les atténuer est d'ouvrir une large issue au pus. Immédiatement les symptômes de compression disparaissent.

Quand la suppuration est diffuse, on peut faire la trachéotomie, si elle est possible, ou recourir au tubage du larynx.

On a vu des thyroïdites suppurées s'ouvrir dans la trachée. Nous avons eu l'occasion de parler précédemment de cette complication. Elle n'est pas nécessairement mortelle, et si Baillie a perdu son malade, Riberi a vu guérir trois abcès thyroïdiens ouverts dans la trachée.

La gangrène du tissu cellulaire qui enveloppe le corps thyroïde est une complication très fâcheuse, dont le moindre inconvénient est de retarder la guérison complète. Il en est de même des fusées purulentes et des phlegmons superficiels et profonds qui accompagnent souvent la gangrène.

La formation du gaz dans le foyer de la suppuration, avant son ouverture, est une autre complication.

D'après Bauchet les complications peuvent tenir : 1° aux accidents de voisinage ; 2° aux abcès ; 3° à la nature du pus ; 4° à la nature même de l'organe.

1° *Accidents de voisinage*. — Fusées purulentes dans le tissu cellulaire voisin, le long de la trachée, des vaisseaux, du médiastin, etc. ; gangrène du tissu cellulaire ; phlegmons superficiels et profonds.

2° *Abcès*. — Ils peuvent s'ouvrir dans la trachée du larynx, l'œsophage, etc. ; abcès qui se forment dans le voisinage.

3° *Nature du pus*. — Pus mêlé de gaz, pus de mauvaise nature mêlé à du sang fétide et abondant. Le corps thyroïde étant très mou, très vasculaire, les épanchements sanguins y sont fréquents.

4° *Nature de l'organe*. — Il se laisse facilement disséquer par le pus. Ses aponévroses étant résistantes reviennent très difficilement sur elles-mêmes ; par suite il est exposé aux phlébites (Cruveilhier), à la résorption purulente et putride, aux fistules intarissables, aux foyers purulents longs à guérir.

Les faits n'ont pas encore démontré toutes ces assertions.

La suppuration peut donner lieu à la formation d'une poche à parois épaisses, rigides, quelquefois incrustées de sels calcaires (M. Gosselin cité dans la phathologie de Duplay).

Les autres complications moins dangereuses sont constituées par la propagation de l'inflammation à la trachée, au pharynx, aux ganglions, etc., en un mot à tous les organes du voisinage. La compression des nerfs du voisinage peut aussi provoquer des complications douloureuses ou fonctionnelles, dans le domaine de ces nerfs. L'état puerpéral doit être plutôt considéré comme une cause de cette affection.

DIAGNOSTIC

Il suffira de se rappeler les caractères de la tuméfaction thyroïdienne, caractères que nous avons amplement détaillés en parlant des symptômes, pour ne pas la confondre avec une tumeur développée dans un organe voisin. Rappelons-nous, en un mot, que cette tumeur est située au niveau du corps thyroïde, dont elle affecte souvent la forme ; qu'elle partage les mouvements que le larynx exécute dans la déglutition, qu'elle fait corps, pour ainsi dire, avec la trachée, et que, si on parvient à la saisir et à lui imprimer des mouvements, ceux-ci se communiquent à la trachée. Ces caractères suffiront généralement pour établir le siège de la maladie.

« Si on fait un examen attentif du malade, on ne prendra pas une thyroïdite aiguë pour une angine, pour une trachéite, pour une laryngite, pour une myosite du sterno-mastoïdien, ni pour un goitre suffocant » (Bauchet).

On la distinguera aussi très facilement de toutes les tumeurs non inflammatoires, développées dans la région du cou.

La congestion du corps thyroïde se différencie de son

inflammation, par l'élévation de là température. C'est le
critérium le plus sûr (Duplay. *Pathologie chirurgicale*).

Dans la plupart des cas, on arrivera facilement à savoir
si la thyroïdite est primitive ou développée sur un corps
thyroïde déjà malade. Il est peu de malades, qui seront
incapables de dire s'ils avaient ou n'avaient pas, avant leur
maladie actuelle, une grosseur dans la région du cou.

Quant au diagnostic des complications, nous en avons
assez parlé plus haut pour n'avoir pas besoin d'y revenir ici.

Nous avons dit aussi, combien il est difficile de diagnostiquer la fluctuation, quelles précautions il faut prendre
pour ne pas se tromper et quelles sont les causes d'erreur.

Si le pus se fraye un chemin vers la trachée, l'extrême
degré de la dyspnée pourra faire prévoir l'ouverture de
l'abcès dans cet organe ; celle-ci ne sera reconnue que par
l'expectoration d'une grande quantité de pus phlegmoneux.

PRONOSTIC

Le pronostic de la thyroïdite aiguë primitive est évidemment peu grave. Des onze observations de thyroïdite que
nous avons sous les yeux, une seule, celle de Laure, s'est
terminée par la mort ; toutes les autres ont été suivies de
la guérison. Et encore faut-il remarquer que la thyroïdite
observée par Laure était compliquée de l'état puerpéral.

Sur les dix thyroïdites qui ont guéri, deux se sont terminées par suppuration (Bauchet, Martinache), une par
gangrène.

Le pronostic n'est pas grave par conséquent, même quand cette affection ne se termine pas par résolution.

Cependant le pronostic devra être réservé, vu les complications graves qui peuvent survenir, complications que nous avons fait connaître plus haut. De plus dans les thyroïdites suppurées, le traitement chirurgical n'est pas toujours sans danger, et elles peuvent être suivies de fistules intarissables, présentant la plus grande gravité chez les sujets faibles et cachectiques. L'état puerpéral assombrira considérablement le pronostic. S'il survient une complication, le pronostic variera évidemment avec la gravité de cet épiphénomène. Nous savons que l'ouverture d'un abcès dans la trachée et la compression considérable de ce canal constituent des complications dangereuses.

La formation de petits abcès circonvoisins rend le pronostic plus sérieux.

Bauchet a émis relativement au pronostic les propositions suivantes, qui se rapportent aux différents cas supposés.

1° La thyroïdite aiguë franche n'est pas grave puisqu'elle se termine ordinairement par résolution.

2° La thyroïdite aiguë datant de plus de huit jours est une affection plus sérieuse, parce qu'on a tout lieu de redouter la suppuration.

3° La thyroïdite, qui occupe tout le corps thyroïde, est plus grave que la thyroïdite partielle.

4° La thyroïdite suppurée offre tous les inconvénients d'une suppuration longue dans un organe abondamment pourvu de vaisseaux, limité par des aponévroses résistantes ; surtout si le pus est mêlé de gaz ou s'il s'est formé au sein d'un épanchement sanguin.

5° Lorsqu'on voit se développer un ou plusieurs abcès dans le tissu cellulaire du voisinage, ces accidents constituent une fâcheuse complication. Dans ces cas comme dans le précédent, ces malades peuvent succomber par suite de résorption purulente ou putride de phlébite, de fusées dans la gaîne des vaisseaux, dans les médiastins, le long de la trachée et des bronches.

6° Lorsque la thyroïdite revêt la marche subaiguë ou chronique, elle peut se terminer par induration et devenir le point de départ d'un goître hypertrophique. Si cette affection ne compromet pas immédiatement la vie des malades, elle les expose au développement d'une tumeur toujours difforme, souvent gênante et quelquefois dangereuse.

Le danger résulte surtout de la nature et de l'abondance de la suppuration.

TRAITEMENT

Le traitement doit avoir pour but de prévenir la formation du pus et de lui donner issue lorsqu'il est formé.

On préviendra la formation du pus par les antiphlogistiques, sangsues, frictions mercurielles, purgatifs, saignées. Quand la tumeur fait des progrès et si la gêne de la respiration est intense, il est urgent d'appliquer des révulsifs, des vésicatoires surtout. Ceux-ci dégagent les voies respiratoires et hâtent la formation du pus. Dès que la suppuration est déclarée, on peut faire une ponction prématurée pour diminuer la compression des voies respiratoires. Cette ponction doit être faite aussi près que possible de la ligne médiane. Si l'asphyxie était imminente on pourrait pratiquer la trachéotomie qui, suivant Laure, est une opération assez facile quand l'inflammation n'a pas atteint le lobe moyen ou isthme. On pourrait aussi pratiquer le tubage du larynx.

Quand le pus est réuni, il faut ouvrir le foyer et le drainer en prenant des précautions pour ne pas blesser les gros vaisseaux. L'incision est préférable à la ponction aspiratrice, qui ne vide jamais complètement le foyer ; l'incision et le drainage, outre qu'ils facilitent l'écoulement du pus, permettent de faire des injections antiseptiques dans le foyer, dont les sécrétions sont quelquefois fétides.

L'évacuation de la collection purulente est généralement suivie d'une grande amélioration dans l'état du malade ; les symptômes de compression disparaissent, et les symptômes généraux s'amendent. Les vomissements ont été supprimés, chez la malade de M. Hardy, immédiatement après l'ouverture de l'abcès. On panse la plaie simplement ou on fait usage du pansement de Lister en ayant soin de pousser tous les matins des injections antiseptiques. On peut employer les frictions mercurielles ou iodurées sur les points indurés.

Il ne faut pas négliger le traitement général, qui doit s'inspirer de l'état du malade.

OBSERVATIONS

Nous croyons utile de reproduire en entier les cinq observations suivantes. L'une a trait à une thyroïdite terminée par résolution, la seconde s'est terminée par suppuration et induration, la troisième par gangrène, la quatrième
par suffocation, autopsie ; la cinquième présente un symptôme insolite qui n'a pas été observé, jusqu'à ce jour.

OBSERVATION I

Thyroïdite aiguë primitive terminée par résolution (Bauchet)

Hôpital de la Charité. Service de M. Velpeau, salle Sainte-Ca-
therine, n° 16.

Claire G., âgée de trente ans, lingère, entrée le 7 janvier 1853,
sortie le 29 du même mois. Cette femme, d'un tempérament sanguin très prononcé, est bien constituée ; elle est nerveuse et im-
pressionnable, et a eu plusieurs fois des crises nerveuses et des
congestions sanguines, pour lesquelles on lui a fait des saignées
assez fréquentes. Voilà pour ses maladies antérieures.

Il y a quatre ou cinq jours, sans cause appréciable elle éprouve
une douleur et une tension vives au côté gauche du cou, dans la
région sous-hyoïdienne. Elle avait des accès d'étouffement très
forts, entre lesquels elle respirait difficilement, et en même temps
un sentiment de strangulation pénible, et de la difficulté dans la
déglutition. Puis des nausées, de l'inappétence, de la fièvre, et
une soif ardente. Elle sentit se développer dans la région sous-
hyoïdienne une tumeur qui grossit assez rapidement, puisqu'en

trois ou quatre jours elle avait atteint le volume que nous lui voyons au moment où elle entre dans nos salles.

8 *janvier*. — Voici ce que l'on constate :

'La malade est dans un état d'anxiété et de suffocation très prononcé; elle a le teint coloré, parle difficilement, elle dit souffrir beaucoup de cet état, ainsi que de la grosseur qu'elle a au cou ; cependant comme elle est très nerveuse et exaltée, elle exagère ses souffrances.

On trouve à la base du cou, derrière et au-dessus de la clavicule gauche une tumeur bien manifeste ; la peau qui la recouvre est un peu tendue, sa surface, large de trois travers de doigts environ, est plate et irrégulière. On a de la peine à saisir les limites supérieures de la tumeur, qui sont vagues, mais ne dépassent pas la ligne médiane ; quant aux limites inférieures, elles sont soustraites, en partie, à l'exploration par l'obstacle qu'oppose la clavicule, derrière laquelle se trouve et que dépasse en haut la tumeur.

Cependant on parvient à la saisir entre les doigts, et l'on sent alors qu'elle est lisse, arrondie, placée derrière le sterno-mastoïdien, et de la grosseur d'un œuf environ. Elle est peu mobile, appliquée sur la trachée avec laquelle elle semble entièrement unie, très douloureuse au toucher ; sa consistance est mollasse, un peu élastique, mais on ne perçoit aucune sensation de fluctuation. Dans les efforts de déglutition, la tumeur est soulevée, suit les mouvements d'ascension et de retrait du larynx et de la trachée. Si l'on applique les doigts sur la tumeur, pendant que l'on recommande à la malade d'avaler sa salive, on sent très bien ce mouvement. .

Le pouls est ample et fréquent, les nausées et l'inappétence persistent (15 sangsues, cataplasmes).

10 *janvier*. — La suffocation a diminué, mais les nausées existent encore ; le volume de la tumeur est un peu moindre (vésicatoire volant).

13 *janvier* (onctions mercurielles). — Les symptômes perdent

de leur intensité, mais la malade se plaint de la recrudescence de ses douleurs vers le soir. Elle avait déjà accusé ce symptôme lors de son entrée à l'hôpital.

20 janvier. — La tumeur a complètement disparu, l'état général est bon, la malade sort.

OBSERVATION II

Thyroïdite aiguë primitive terminée par suppuration, ouverture, guérison, induration (Martinache).

Le 1er décembre 1860, J. C..., âgé de 28 ans, est entré à Saint-Louis, dans le service de M. Richet. Cet homme est né à Luxembourg, et habite Paris depuis huit mois. Quoique doué d'un tempérament lymphatique, il n'a jamais été malade ; il est ébéniste et vit dans de bonnes conditions.

Il y a huit jours, ce jeune homme se trouvant un peu indisposé, se met au lit pour se faire transpirer, il se charge de couvertures, et en peu d'instants le corps est ruisselant de sueur. Bientôt après, accablé de chaleur, il jette ses couvertures et se laisse aller au sommeil. Une heure s'était à peine écoulée que le malade se réveille en proie à un frisson général qui a peut-être duré dix minutes, après quoi, le malade s'est rendormi. Le lendemain, à son lever, il a remarqué, ce sont ses propres expressions, deux bosses au-devant du cou; celle de gauche seulement était douloureuse. Un médecin a fait appliquer le lendemain une vingtaine de sangsues, ordonné un vomitif et fait mettre un large vésicatoire dans le dos. Les tumeurs ont un peu diminué, mais bientôt la maladie a repris son cours, la douleur a augmenté, puis il y a un peu de fièvre, de la gêne dans la respiration et la parole.

Avant de devenir malade, ce jeune homme avait le cou parfaitement conformé, sans la moindre tuméfaction, comme il me l'a répété dans trois interrogatoires différents, et aucun membre de sa famille n'est atteint de goître.

Le 2. — Voici l'état du malade : à la partie inférieure de la région sous-hyoïdienne, depuis la fourchette du sternum jusqu'au bord inférieur du cartilage thyroïde, le cou présente une tuméfaction très prononcée, s'étendant d'un côté à l'autre, et soulevant de chaque côté les sterno-mastoïdiens, un peu au-dessous de leur partie moyenne ; c'est surtout en ce point que le relief des faisceaux musculaires est bien accusé ; au-dessous, le tendon qui se fixe au sternum est aussi très saillant, mais au-dessus la saillie est moins tranchée ; la tumeur est bilobée. Le lobe droit est gros comme un œuf de pigeon ; le lobe gauche présente un volume quatre fois plus considérable ; aussi la saillie du muscle est-elle bien plus forte que du côté opposé ; ils commencent tous les deux près de la ligne médiane, un peu au-dessus de l'extrémité interne de la clavicule, et se portent obliquement en haut et en dehors, en laissant entre eux un sillon très manifeste. Le lobe gauche a environ cinq à six centimètres dans le sens de sa direction et trois seulement dans le sens transversal. Si on fait exécuter au malade des mouvements de déglutition, on sent ces lobes remonter avec le larynx ; ils jouissent d'une mobilité assez restreinte dans le sens transversal, et entraînent avec eux le larynx et la trachée. Dans le sens vertical la mobilité est à peine appréciable.

A la partie supérieure du sillon médian, on voit le cartilage thyroïde qui est manifestement repoussé du côté droit, ainsi que la trachée, de sorte que cette dernière décrit avec le larynx une courbe à concavité gauche. En appliquant les doigts sur le sillon, on parvient à sentir la trachée, mais pourtant M. Richet nous fait observer que la trachéotomie ne serait pas facile en pareille circonstance. La peau n'a pas changé de couleur ; la respiration est difficile, et, pendant l'inspiration, on entend à distance un ronchus sonore au niveau du larynx ; la voix est un peu enrouée, la fièvre modérée, l'appétit nul. La figure est injectée, inquiète, les pommettes sont rouges, de sorte qu'à première vue on prendrait le malade pour un phtisique ; mais la poitrine est tout à fait saine, et ne peut laisser aucun soupçon sur l'existence de tubercules pulmonaires. Diète, 0,10 d'émétique.

Le 3. — Le lobe droit a un peu augmenté de volume ; le râle du larynx a disparu ; l'état général n'a pas changé. Frictions d'onguent napolitain.

Le 4. — Le volume augmente toujours du côté droit et un peu du côté gauche ; le sillon médian est effacé ; la trachée est presque inaccessible, et on ne voit plus le cartilage thyroïde. La tumeur est très chaude, la peau rouge et tendue ; le râle laryngien a reparu plus fort qu'auparavant, l'oppression est considérable, la voix presque éteinte, et la face dans une anxiété profonde.

M. Richet conçoit de sérieuses inquiétudes sur le sort du malade ; comme la trachéotomie est impossible, ce serait peut-être le cas, nous dit-il, de pratiquer le tubage du larynx ; cependant, avant de prendre un parti, il fait recouvrir la tumeur d'un large vésicatoire.

Le 5. — Le vesicatoire a très bien pris et produit un résultat merveilleux, la respiration est plus libre, la face naturelle. Le malade demande à manger et on lui accorde du bouillon et des potages.

Le 6. — La tumeur a encore augmenté, et on sent à gauche des battements artériels très prononcés dans toute l'etendue de la tumeur, et bien distincts des mouvements de soulèvement dus à la carotide ; langue saburrale ; 84 pulsations, pouls plein, régulier ; la respiration est assez facile ; il y a eu du délire la nuit ; le malade s'est levé et a ôté son pansement. On panse le vésicatoire avec la teinture d'iode.

Le 7. — Les piqûres de sangsues qui recouvrent la tumeur sont en suppuration, et M. Richet nous fait remarquer que c'est là un signe certain qu'il se forme du pus dans la tumeur. 100 pulsations, sueurs abondantes, respiration assez facile comme la veille, délire la nuit ; frictions d'onguent napolitain.

Le 8. — Il n'est plus possible de distinguer les deux lobes du corps thyroïde ; toute la région sous-hyoïdienne est uniformément tuméfiée, arrondie ; la partie interne des clavicules a disparu sous le gonflement général; la peau est très tendue ; du côté droit la tuméfaction est maintenant plus prononcée que du côté gauche. On perçoit des deux côtés des battements artériels très forts, mais il n'y a pas encore de fluctuation; le ronchus laryngien a reparu, et avec lui une respiration difficile, 100 pulsations; délire la nuit ; sudamina nombreux à l'abdomen, quelques pustules sur le dos à la place du vésicatoire mis en ville. On panse simplement le vésicatoire.

Le 9. — Un peu de bronchite, râles muqueux dans la poitrine, toux fréquente, expectoration abondante, au reste, mêmes symptômes.

Le 10. — On cherche avec soin la fluctuation ; mais on ne peut la sentir nettement ; on la perçoit dans la direction des lobes du corps thyroïde, mais on ne la sent pas dans le sens transversal, ce qui prouve que la première est une fausse fluctuation; on ne la sent pas davantage d'un côté à l'autre. Chose remarquable, l'exploration n'est pas très douloureuse et il faut une pression assez forte pour que le malade se plaigne. Bien que la fluctuation fasse défaut, néanmoins, comme les symptômes généraux antérieurs, frissons, fièvre, délire, pustules sur la peau indiquent manifestement la suppuration, M. Richet, sans attendre plus longtemps, par crainte de fusées purulentes, se décide à ouvrir la tumeur. Il fait une simple ponction sur la ligne médiane un peu au-dessous du bord inférieur du cartilage thyroïde en enfonçant le bistouri de 2 centimètres environ, puis il agrandit un peu l'ouverture avec le doigt. M. Richet s'est bien gardé d'ouvrir la tumeur sur les côtés, à cause des battements artériels, signe d'une vascularisation, très riche, qui aurait donné lieu à une abondante hémorrhagie. L'ouverture a d'abord livré passage à un mélange de sang veineux et de sang artériel assez abondant, puis à du sang mêlé de grumeaux blanchâtres, et enfin à des traînées d'un pus gris verdâtre qu'on augmentait par la pression. Le facies du malade est assez amaigri. 100 pulsations ; bronchite moins intense, cataplasmes sur la tumeur.

Le 11. — Il s'écoule de la tumeur un pus assez clair, et toujours d'un gris verdâtre. En introduisant le doigt dans l'ouverture, on sent le cartillage cricoïde. Bien que le malade ait demandé à manger les jours précédents, il refuse les aliments ; pas de selles depuis trois jours. Pouls plus petit que d'habitude, sueurs ; la bronchite diminue ; la toux, les crachats, les râles sont moindres ; le malade dit lui-même que le rhume est moins fort ; délire la nuit, deux verres d'eau de sedlitz.

Le 12. — Le purgatif a amené des selles abondantes. La tumeur a diminué de plus de moitié depuis hier, à ce point que le cou n'est plus reconnaissable, tant le changement a été rapide ; les clavicules, qui avaient disparu sous le gonflement, sont redevenues visibles, ainsi que les sterno-mastoïdiens ; les battement artériels propres à la tumeur ont disparu, et il ne reste plus, de chaque côté, que le soulèvement communiqué par les carotides. On introduit le doigt dans la plaie pour maintenir l'ouverture, le pus est toujours séreux ; le facies est encore plus amaigri, pourtant la langue est bonne et l'appétit renaît. 80 pulsations, pouls plein, régulier, peau sudorale.

Respiration facile ; la bronchite a presqu'entièrement disparu, il n'y a plus eu de délire.

Le 14. — Le pus est de bonne nature, mais il s'écoule difficilement à cause des dispositions anatomiques de la région cervicale ; chaque jour on comprime un peu pour faciliter l'écoulement. Le malade se plaint de nouveau de la toux. Potion au kermès.

Le 15. — Un peu de fièvre, transpiration abondante, agitation la nuit ; ces symptômes sont produits sans doute par la rétention du pus, et pour en rendre l'issue plus facile on fait une contre ouverture. Mais, de peur de léser la carotide, on introduit par a premi ère ouverture une sonde de femme qu'on dirige à droite et qu'on fait passer sous le faisceau vasculaire, et on l'enfonce jusqu'au moment où elle vient soulever les téguments au-dessus de la partie moyenne de la clavicule; le chirurgien coupe alors les tissus jusqu'au contact de la sonde, puis agrandit l'ouverture avec un bistouri boutonné de manière à lui donner trois centimètres d'étendue dans le sens vertical, on passe ensuite une mèche dont on lie ensemble les deux extrémités.

Le 17. — Un peu de fièvre chaque soir et de l'agitation la nuit; pour chasser complètement le pus, on fait une injection d'eau tiède. On ordonne au malade de s'asseoir quelquefois sur un lit, pour ranimer ses forces.

Le 18. — Mine naturelle, appétit très bon, pouls plein, régulier, large, la bronchite a tout à fait disparu; le malade dit lui-même qu'il sent la respiration libre. Il se lève pour la première fois. Injection d'eau-de-vie camphrée, deux portions.

Le 20. — Suspension des cataplasmes, qu'on a continué d'appliquer depuis la ponction. Injection iodée; pansement simple.

Le 26. — On ôte la mèche, la suppuration diminue beaucoup. On voit encore de chaque côté les lobes thyroïdiens faisant une légère saillie; il y a de gros bourgeons charnus aux deux ouvertures; le malade se lève tous les jours; l'appétit est très fort; légères douleurs rhumatismales à l'épaule droite, frictions avec le baume opodeldoch.

Le 31. — Immédiatement au-dessous de la clavicule gauche il y a un petit abcès qui a commencé à faire saillie le 29; le malade n'a nullement souffert en cet endroit, mais avant la formation de cet abcès, il a senti dans l'aisselle une petite tumeur, qui n'était qu'un ganglion qui a aujourd'hui disparu, la peau qui recouvre l'abcès n'est ni rouge ni tendue, la fluctuation est parfaite; cet abcès n'est autre qu'un abcès de voisinage. On donne un coup de bistouri et on voit s'écouler un pus crémeux, bien lié, en un mot du pus louable; du côté des ouvertures primitives la suppuration a encore beaucoup diminué.

Le 15 *janvier*. — La suppuration continue toujours et pour rendre l'écoulement plus facile, on remet la mèche, en exerçant une légère constriction pour maintenir les ouvertures béantes; l'état général est très bon.

6 *février*. — Depuis qu'on a remis[la mèche les tumeurs ont sensiblement diminué de volume ; on l'a ôtée vers le 30 janvier et en quelques jours la suppuration s'est tarie.

Aujourd'hui il reste deux petits noyaux indurés, qui disparaîtront probablement par la suite ; le malade est du reste très bien rétabli et sort de l'hôpital.

Observation III

Thyroïdite aiguë primitive, terminée par gangrène ; guérison (Lævenhart).

Un serrurier de 21 ans, de bonne et robuste constitution, fut pris le 8 août 1842, d'une douleur dans l'épaule droite, douleur qui s'étendit bientôt à la partie antérieure du cou, sans amener d'embarras dans la déglutition, ni dans la parole. Ce jeune homme avait toujours joui d'une excellente santé.

Le 14. — M. Lævenhart trouva le cou un peu tuméfié et offrant une coloration normale ; il offrait cependant au toucher de la douleur et de la chaleur ; la respiration était régulière quoique un peu accélérée ; la voix étouffée était fréquemment interrompue par une petite toux brève. Face vivement injectée, céphalalgie, point d'appétit, pouls fréquent est développé, 12 sangsues, un grain de calomel toutes les heures.

Le 15. — La tuméfaction et la douleur du cou avaient augmenté, la fièvre persistait, il y avait de l'agitation la nuit (saignée du bras, frictions mercurielles). Le 16 la tuméfaction du cou avait encore augmenté ; elle s'étendait également des deux côtés et en bas jusqu'à la fourchette du sternum. Douleurs s'irradiant vers l'épaule et la nuque ; la petite toux persiste beaucoup pendant la nuit, insomnie, agitation, céphalalgie (nouvelle saignée),

Les jours suivants la peau qui recouvre la tuméfaction rougit ;
celle-ci devient plus molle et moins douloureuse. Le 17, la pression fait percevoir une légère crépitation, sans que d'ailleurs la
respiration offre aucune gêne. Le 18, toute la partie antérieure
du cou surtout à droite, vers la clavicule et le sternum, était
plus tuméfiée et offrait une coloration violette; elle crépitait
dans une grande étendue. Cette tuméfaction n'était pas accrue
par les mouvements respiratoires, la déglutition et la parole n'é-
taient pas gênées. M. Lævenhart plongea un bistouri dans le
point qui offrait la plus mauvaise coloration. Il en sortit du gaz
fétide et une sanie brunâtre.

En agrandissant l'ouverture, on découvrit toute la glande
thyroïde et le tissu cellulaire voisin frappés de gangrène. Cette
mortification fit des progrès rapides ; elle s'étendit en bas au tissu
cellulaire situé au-dessous de la clavicule et du sternum ; en haut
jusqu'aux muscles de la langue ; sur les côtés aux sterno-mastoïdiens, de façon à former une large ulcération de près de quatre
pouces et demi de diamètre, où apparaissaient à nu dans la profondeur, le larynx et la trachée parfaitement disséqués, l'œsophage, la crosse de l'aorte, les artères carotides, toutes ces parties infiltrées d'une sanie putride et assez altérées pour faire
redouter un épanchement dans la poitrine ou la perforation de
l'un des vaisseaux. Cependant grâce aux lotions réitérées avec la
créosote et à l'usage d'une alimentation très tonique, on réussit
au bout dé sept jours à arrêter les progrès de la mortification
et à transformer l'ulcération en surface suppurante. Au bout de
huit semaines, la guérison était complète et il ne restait d'autre
incommodité qu'une forte cicatrice de près de deux pouces d'étendue, située au dessus du sternum et qui se rompit deux fois
pendant les efforts du travail. Les lotions répétées avec le chlo-
rure de chaux ont prévenu une nouvelle rupture.

Il est digne de remarquer que dans l'observation que nous
venons de rapporter, la gangrène se déclara sans que l'inflammation ait acquis une intensité telle qu'elle pût faire soupçonner

cette terminaison. Celle-ci a-t-elle été influencée par les chaleurs extrêmes qui régnaient pendant l'été où fut observée cette maladie? Il n'est pas moins étonnant que cette gangrène ne se soit pas étendue aux gros vaisseaux et n'ait produit une hémorrhagie.

OBSERVATION IV

Thyroïdite aiguë primitive d'origine puerpérale terminée par suffocation. — Autopsie (Laure).

Le 16 décembre dernier (1872), Étiennette Moyusson tisseuse âgée de trente-quatre ans et multipare, accouchait dans mon service d'un enfant bien portant.

Dès le lendemain cette femme m'inspira quelqu'inquiétude, le pouls battait 124, la peau était très chaude, la respiration légèrement supérieure mais tous les organes, interrogés avec soin et à plusieurs reprises, ne purent me révéler aucune localisation.

La maladie n'accusait aucune douleur et ne se plaignait que d'une soif vive. On s'aperçut le surlendemain 18 décembre qu'elle arrivait par regorgement. Nous crûmes alors avoir trouvé la cause de l'état fébrile, mais la fièvre, la soif n'en persistèrent pas moins, bien que la vessie fût évacuée deux fois par jour.

Le thermomètre variait irrégulièrement entre 39°, 39°,6 et 40° matin et soir. La malade était constamment dans le décubitus dorsal, abattue, la langue sèche sans fuliginosités, le ventre souple, indolore, et le teint très anémié, l'accouchement ayant été suivi d'une perte assez abondante. Aucun frisson, aucun changement n'étant survenu dans l'état de la malade, le 24 j'étais très disposé à admettre l'existence d'une fièvre thyphoïde au début, quand le lendemain 25, à la visite du matin, nous fûmes complètement éclairés sur la situation.

La sœur du service m'informa que pendant la nuit cette

femme avait été en proie à plusieurs accès de dyspnée, et pour me servir de ses propres expressions que son cou avait grossi.

Je constatai effectivement un développement considérable du corps thyroïde et particulièrement du lobe droit de la glande.

L'organe était dur, douloureux à la pression, la malade devenue aphone, respirait péniblement assise sur son lit.

Les respirations étaient fréquentes, ne produisaient pas de cornage, mais un certain sifflement perceptible à distance. Il n'y avait à redouter aucune menace imminente d'asphyxie. On ne pouvait méconnaître à ce moment une thyroïdite aiguë ; le pronostic nous parut des plus graves, nous fîmes appliquer quinze sangsues sur la région, et le même soir, à quatre heure, je revins voir la malade et mis en question l'opportunité d'une trachéotomie.

Malheureusement cette opération ne me parut pas avoir une indication immédiate, la malade avait été soulagée, respirait un peu plus librement ; je me bornai à recommander à la sœur de la Maternité de me faire appeler à la moindre menace de suffocation, très résolu à ne pas attendre le dernier moment. La nuit fut assez calme jusqu'à quatre heures du matin. Tout à coup la malade fut brusquement prise d'un accès de suffocation et succomba en deux ou trois minutes avant qu'on eût eu le temps d'appeler l'interne du service.

Autopsie. — Ayant obtenu à grand peine l'autorisation de faire cette nécropsie, elle est loin d'être complète et se borne simplement à l'organe affecté pendant la vie.

Les aponévroses du corps thyroïde sont intactes, la trachée est déformée, triangulaire, aplatie dans le sens transversal, on pouvait à peine y introduire une plume d'oie ; sur une section de la glande on voit çà et là cette dégénérescence colloïde, pres_que normale dans cet organe, pour peu qu'il soit hypertrophié.

La suppuration n'est pas réunie en foyer, mais on voit de toutes parts du pus sourdre du tissu glandulaire rose et enflammé.

M. Daniel Mollière a vérifié par l'examen histologique ce qu'on pouvait prévoir à l'œil nu. En effet le tissu conjonctif interstitiel seul contient des globules de pus, des cellules embryonnaires. Les follicules clos ne renferment pas un seul leucocyte. Il y a onze ans tout à fait au début de mes études médicales j'ai observé un fait analogue. La maladie n'était pas, il est vrai, aggravée par la puerpéralité ; il s'agissait d'une jeune fille qui à la suite d'une impression de froid, au moment de ses règles, eut une suppression qui fut immédiatement suivie de l'inflammation de la glande thyroïde. Une seule application de sangsues fit disparaître tous les accidents. Aucun cas de thyroïdite cité dans le mémoire de Bauchet n'a eu de terminaison fâcheuse. Rien ne m'autorisait en quelque sorte à entreprendre une opération qu'on pourrait appeler en semblable occurrence préventive ou hâtive, si vous aimez mieux. Je crois qu'un simple débridement, très indiqué dans le cas d'une collection liquide, eut été parfaitement inutile en présence d'une suppuration aussi diffuse. Bien qu'il soit difficile de déduire d'un fait isolé une ligne de conduite à suivre d'une façon absolue, je regrette de n'avoir pas pratiqué la trachéotomie lors de ma dernière visite, et je n'hésiterais pas à la faire en pareille occasion, c'est-à-dire si la maladie était compliquée de l'état puerpéral, et si le débridement de la tumeur n'était pas assez nettement indiqué.

J'ajouterai que dans les faits de ce genre l'opérateur ne doit pas s'exagérer les difficultés de l'opération, qui ne sont pas proportionnées au volume de la tumeur.

Chez la femme qui fait le sujet de cette observation la trachée n'était pas repoussée en arrière, mais aplatie par les lobes latéraux dans le sens latéral. En écartant ces derniers avec soin, on pouvait arriver aisément sur la trachée, le lobe moyen étant resté complètement étranger à l'inflammation.

Observation V.

Observation recueillie chez M. le Professeur Hardy par M. L. Queyrat, externe du service.

D... (Victorine) 27 ans, couturière, entre le 4 mai 1881 à l'hôpital de la Charité (Service de M. le professeur Hardy. Salle Sainte-Anne n° 19).

Aucun antécédent diathésique, soit héréditaire, soit acquis ; aucun accident strumeux. Comme maladies antérieures : variole à l'âge de deux ans, rougeole à cinq ans, angine couenneuse à neuf ans.

Réglée à quatorze ans et demi, la malade devient enceinte dans le cours de sa quinzième année et accouche à seize ans d'un enfant actuellement vivant et bien portant. Après son accouchement elle se lève trop tôt et elle est prise d'une pelvi-péritonite qui l'oblige à garder le lit pendant cinq mois.

A dater de ce moment, santé assez bonne à cela près que la malade se sent toujours faible, qu'elle est un peu nerveuse et qu'enfin ses règles sont irrégulières, n'apparaissant qu'à des intervalles de deux et quelquefois même trois mois. D'autre part, mauvaises conditions hygiéniques : travail pénible, nourriture insuffisante. Nòtons toutefois que son logement était sec et bien aéré.

Au dire de la malade l'affection qui l'amène à l'hôpital remonterait au 15 mars, c'est-à-dire à plus d'un mois et demi.

Le 15 mars, dit-elle, elle eut chaud et froid, fut prise de frissons, puis après son déjeuner de vomissements alimentaires ; elle rentra chez elle et s'alita.

Un médecin appelé prescrivit un purgatif et d'autres remèdes, mais, malgré tout, l'état de la malade empira rapidement et dès le lendemain se constitua tel qu'il est encore aujourd'hui.

. Depuis le début en effet, la malade n'a pas cessé d'avoir des frissons répétés, des sueurs nocturnes, de la diarrhée et des vomissements bilieux.

Ces vomissements au mombre de un ou deux par vingt-quatre heures, surviennent à n'importe quel moment de la journée, quelquefois la nuit. Ils se produisent sans nausées, presque sans efforts. Les boissons que prend la malade ne semblent pas les provoquer. D'autre part, anorexie absolue, bouche amère, soif vive, céphalalgie persistante, insomnie et pendant quelques jours œdème péri-malléolaire.

Tel est encore, nous le répétons, l'ensemble des symptômes que présente la malade le jour de son entrée à l'hôpital (4 mai). De plus elle est pâle, anémiée, anxieuse, ses yeux semblent légèrement saillants.

L'abdomen sur lequel elle attire tout d'abord l'attention n'est point ballonné. La pression en est douloureuse, sans que la douleur affecte de localisation spéciale.

Gargouillement très marqué dans la fosse iliaque droite. La langue est très-saburrale et la malade vient de vomir une cuvette d'un liquide verdâtre.

Rien aux poumons, rien au cœur, jamais de palpitations. Le toucher vaginal et le toucher rectal ne donnent que des signes négatifs. Pas d'œdème.

L'urine contient une légère proportion d'albumine.

La température axillaire monte à 39,6 ; le pouls est à 110.

Enfin, il existe au cou une tumeur dont la présence paraît tout d'abord accessoire, tumeur du volume d'un œuf de poule et siégeant à la région sous-hyoïdienne droite au point correspondant au lobe droit du corps thyroïde.

Cette tumeur est dure, douloureuse au toucher et présente sur la partie la plus saillante une légère rougeur.

Interrogée à cet égard, la malade nous dit que c'est un petit goître qu'elle a depuis sa naissance et que c'est depuis quinze jours seulement qu'il est devenu douloureux sans cause appréciable.

En même temps elle a remarqué qu'elle avait de la gêne de la déglutition, un peu de raucité de la voix et enfin, surtout dans ces derniers jours, que ses yeux devenaient plus saillants. Cette dernière particularité avait frappé son mari qui le lui avait fait remarquer à diverses reprises. Notons qu'il n'existe pas de modifications pupillaires. La tumeur goîtreuse, difficile à délimiter en dehors, empiète un peu en dedans sur la ligne médiane ; elle suit le larynx dans son mouvement ascensionnel à chaque déglutition. Elle est, ainsi que nous l'avons déjà dit, douloureuse, dure, rouge et chaude, sans bruits de souffle ni battements.

A son niveau, la peau n'a subi aucune adhérence.

Enfin elle est le point de départ d'irradiations douloureuses et spontanées vers la nuque et l'occiput.

La malade s'en inquiète d'ailleurs assez peu et n'entre à l'hôpital que pour ses vomissements et ses douleurs de ventre.

En présence des symptômes que nous venons d'énumérer, M. le professeur Hardy porte le diagnostic : gastro-entérite et peut-être thyroïdite aiguë survenue sur un corps thyroïde déjà malade.

Il prescrit à la malade du lait et de l'eau de Vichy; une pilule d'opium de 1 centigr. matin et soir et des onctions avec un liniment chloroformé sur la tumeur thyroïdienne.

Malgré ce traitement, l'état de la malade reste le même (frissons, sueurs, vomissements bilieux, anorexie, soif vive, diarrhée, céphalalgie, insomnie).

La température oscille entre 38°,5 et 40°. Le maximum est toujours   . Le pouls donne de 92 à 110 et 112 pulsations.

Le 8 mai. — Apparaissent sur l'abdomen de la malade sept ou huit taches rosées extrêmement nettes, et M. Hardy se demande s'il ne faudrait pas en conclure à une dothiénentérie, tout en faisant remarquer qu'il ne s'agirait en tous cas que d'une forme extrêmement anomale. D'autre part, la tumeur thyroïdienne augmente chaque jour de volume ; elle est de plus en plus douloureuse, d'un rouge violacé, un peu empâtée, quoique non fluctueante, et la malade tient sa tête dans la flexion continue avec une légère inclinaison sur le côté droit. La déglutition est des plus pénibles. En même temps, les vomissements sont devenus plus fréquents, et atteignent le nombre de quatre et cinq par vingt-quatre heures.

Le 10. — Les taches rosées ont disparu. Même état.

Le 12. — En présence de l'accroissement de la tumeur et de la persistance des phénomènes généraux, M. Hardy pense qu'il faut définitivement rattacher les symptômes que présente la malade à l'inflammation de son goître, à une thyroïdite aiguë, probablement en voie de suppuration.

De plus, pour lui, les vomissements incessants doivent être attribués à une compression du pneumogastrique par la tumeur.

Le 13. — La tumeur occupe toute la région sous-hyoïdienne droite et gauche, on commence à sentir la fluctuation.

Le 15. — La fluctuation est extrêmement nette. La tumeur, tendue, d'un rouge violacé, a atteint le volume d'un poing d'adulte. Le cou est absolument immobilisé.

Le 18. — Ponction, exploration avec l'aspirateur Potain. On retire du pus phlegmoneux sans odeur.

Le 19. — La malade est très anxieuse, légèrement cyanosée. Les mouvements respiratoires sont accélérés. La température est à 39°,2, le pouls à 115.

Pour obvier à des accidents possibles, on fait une ponction évacuatrice, et on retire avec l'aspirateur 125 grammes d'un pus déjà fétide. Le soir, la température est à 39°,6. La malade se sent un peu mieux ; elle n'a pas vomi.

Le 20. — Même état. Pas de vomissements.

Le 21. — M. le professeur Gosselin, consulté, conclut à une évacuation complète et immédiate. Il fait une ponction au bistouri sur le côté gauche de la tumeur, une contre-ponction sur le côté droit et donne ainsi issue à environ 250 grammes d'un pus très fétide.

On pose un drain au travers de la poche ; injections phéni-
quées (solution au centième) ; pansement phéniqué.

La température qui le matin était à 39°, tombe le soir à 38°,2.

Le lendemain (22 mai) elle est à 37°,1 et se maintient à la
normale les jours suivants.

Il est à remarquer tout spécialement que dès la première ponction évacuatrice la malade a cessé de venir.

Le 24 mai. — La plaie est en très bonne voie ; il n'y a presque
plus de suppuration. L'état général est excellent ; outre qu'il n'y
a plus de vomissements, les sueurs ont disparu, la diathèse a
cessé, les nuits sont devenues bonnes, en un mot, la malade peut
être considérée comme en pleine convalescence (Queyrat).

Imprimerie A. DERENNE, Mayenne. — Paris, boulevard Saint-Michel, 52.

imp. A. DERENNE, Mayenne. — Paris. boulév. Saint-Michel, 52.